AF246807

MÉMOIRE SUR L'INFLAMMATION

DES

FOLLICULES MUQUEUX DE LA VULVE

LU A L'ACADÉMIE DE MÉDECINE LE 2 SEPTEMBRE 1840,

PAR ALPH. ROBERT,

Agrégé à la Faculté de médecine de Paris, chirurgien de l'hôpital Beaujon.

EXTRAIT DES ARCHIVES GÉNÉRALES DE MÉDECINE,
juillet 1841.

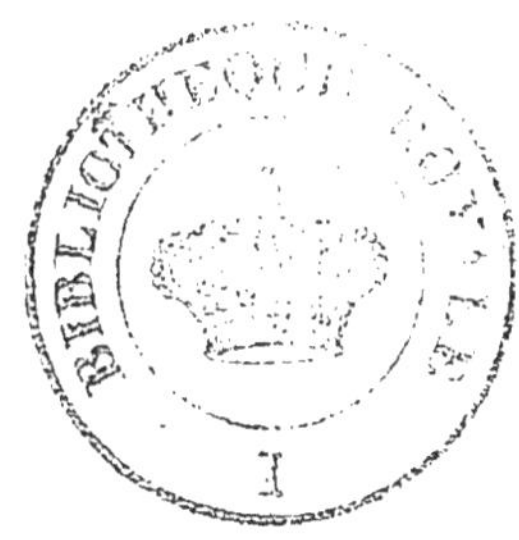

PARIS

LIBRAIRIE DE GERMER BAILLIÈRE,

17, RUE DE L'ÉCOLE DE MÉDECINE.

1841

MÉMOIRE

SUR

L'INFLAMMATION DES FOLLICULES MUQUEUX

DE LA VULVE.

Avant de faire connaître ce que l'observation m'a démontré sur l'inflammation aiguë ou chronique des follicules vulvaires, je crois devoir signaler en peu de mots ce que l'on connaît sur la forme, les rapports et la structure de ces organes. Si l'on consulte, en effet, les traités modernes d'anatomie, on voit qu'ils y sont ou vaguement décrits ou même à peine indiqués : il faut remonter aux écrits de De Graaf (1), de Morgagni (2) et surtout de Haller (3) pour en trouver une description exacte et détaillée. Il semble, de nos jours, que les notions générales dues au génie de Bichat sur le tissu muqueux et l'appareil crypteux qui en forme une dépendance, aient dû suffire aux besoins de la physiologie et de la pathologie, et faire oublier les descriptions minutieuses dues à la patience des anatomistes qui l'avaient devancé. Cependant, n'est-il pas évident que, sans une connaissance approfondie des modifications propres aux diverses parties de ce système, on chercherait vainement à connaître les formes variées que présentent ses maladies ?

Les follicules muqueux de la vulve sont disséminés à la surface du vestibule, et principalement autour du méat urinaire et de l'entrée du vagin, où ils s'ouvrent par des orifices extrêmement étroits. Rampants sous la membrane muqueuse, ils parcourent un trajet variable, et se terminent par un cul de sac

---

(1) *De mulierum organis generationi inservientibus.* — (2) *Adversaria anatomica* n° 1.—(3) *Elementa physiologiæ.* **T. VII.**

manifestement renflé. La plupart sont simples, mais quelques
uns offrent de petits embranchements latéraux, terminés eux-
mêmes en cul de sac, et semblent, par cette disposition rameuse, établir une transition entre le follicule proprement dit et les
organes sécréteurs d'un ordre plus élevé. Enfin, s'il faut en croire
les observations de Cowper, de Duverney, de Santorini, etc.,
plusieurs auraient pour origine de véritables glandes, et justifie-
raient ainsi l'idée des anciens, reproduite par Bartholin et De
Graaf, qui les avaient assimilés à la prostate de l'homme.

Considérés en particulier, ces follicules peuvent être divisés
en plusieurs groupes. 1° Les uns, au nombre de sept ou huit,
siègent au vestibule. Ils sont très petits, peu profonds, simples,
diversement dirigés. 2° D'autres, moins nombreux, mais plus
importants, s'ouvrent très près du méat urinaire, à la surface
du tubercule médian qui limite inférieurement cette ouverture;
ils se dirigent parallèlement à l'urèthre, placés sous la membrane
muqueuse de ce canal, ou dans l'épaisseur de son tissu spongieux.
Leur volume est considérable ; j'en ai vu qui pénétraient à plus
de six lignes de profondeur, et je leur ai plusieurs fois reconnu
la disposition rameuse déjà décrite et figurée par De Graaf. 3° A
quelque distance du méat urinaire, et sur ses côtés, il en est
plusieurs dont les orifices sont réunis au fond d'une dépression
conique assez remarquable. Ils sont petits et peu profonds.
4° Enfin, les plus nombreux et les plus intéressants de tous
sont placés sur les côtés de l'entrée du vagin, dans le sillon que
forment l'hymen ou ses débris, par leur réunion avec la membrane muqueuse de la vulve. Deux d'entre eux, plus volumineux et plus constants, s'ouvrent vers les extrémités du diamè-
tre transversal de l'entrée du vagin. Constamment dirigés en
arrière et en bas sous la membrane muqueuse, ils ont souvent
plus d'un demi-pouce de profondeur. Haller les a vus, chez quelques sujets, traversant presque toute la hauteur du périnée et
s'étendant jusqu'auprès du rectum. De petits embranchements
latéraux leur donnent souvent la disposition rameuse des follicules sous-uréthraux. Morgagni dit même les avoir vus aboutir

quelquefois à une glande obronde d'un volume assez remarquable ; mais les recherches que j'ai faites à ce sujet ont été aussi
infructueuses que l'avaient été déjà celles de Haller.

Formés par une membrane muqueuse très mince, très vas-
culaire et très sensible, ces organes sécrètent un liquide vis-
queux, limpide et alcalin, qui se répand sur la vulve et en lu-
brifie la surface. Ce liquide est peu abondant lorsque les organes génitaux sont dans l'état de repos ; mais il le devient beaucoup pendant l'orgasme vénérien ; quelquefois alors son excrétion s'accompagne de phénomènes remarquables dus sans doute
à l'action du muscle constricteur du vagin sous lequel la plupart de ces follicules sont immédiatement placés. Du reste ces
organes participent aux changements périodiques de l'appareil
génital. Peu développés dans l'enfance et la vieillesse, ils présentent chez la femme adulte de nombreuses variétés liées sans
doute à celles de la constitution elle-même. Pendant la grossesse ils prennent un développement et une activité sécrétoires
remarquables sous l'influence de la congestion à laquelle participent tous les organes pelviens. Aussi les trouve-t-on en général très volumineux chez les femmes qui ont eu beaucoup
d'enfants (1).

Les maladies des follicules vulvaires n'ont point occupé de
nos jours l'attention des observateurs. Il semble, en effet, na-
turel de les confondre avec celles de la membrane muqueuse
utéro-vaginale, à laquelle ces organes sont liés par continuité
de tissu et par sympathie de fonctions. Cependant, s'il est
vrai, comme je viens de l'établir, qu'il y ait en eux quelque
chose de particulier sous le rapport de la structure et de la sen-
sibilité, pourquoi leurs maladies n'offriraient-elles pas aussi
des caractères spéciaux ?

Voici les observations que j'ai eu l'occasion de faire à ce sujet, soit dans le service spécial dont j'ai été chargé pendant trois

(1) Cet état de turgescence dépendant de la grossesse peut-il amener
quelque perturbation dans les fonctions de ces organes? Je n'oserais
l'affirmer; je livre cependant aux réflexions des praticiens le fait suivant : Je fus consulté en 1837 par le mari d'une dame enceinte et primi-

années à l'hôpital de l'Oursine, soit à l'hôpital Beaujon, soit dans ma pratique particulière.

Dans le cours de la blennorrhagie, les follicules vulvaires partagent souvent l'inflammation de la membrane muqueuse du vagin; les malades ressentent à la vulve un prurit et des élancements douloureux, la pression du doigt fait sortir du muco-pus des follicules placés à l'entrée du vagin et au voisinage de l'urèthre; il est facile alors de se méprendre sur le siège du mal et de croire qu'il occupe le canal de l'urèthre, tandis que les follicules voisins du méat urinaire sont les seuls affectés. Telle est sans doute la cause de l'erreur qu'ont commise à cet égard quelques praticiens distingués, en avançant que l'urèthre, chez la femme, participe souvent à la blennorrhagie.

Cette inflammation folliculaire est ordinairement plus rebelle que la blennorrhagie vaginale elle-même; on le conçoit, puisque les surfaces malades se prêtent difficilement aux médications directes qui triomphent ordinairement de l'inflammation du vagin. On la voit quelquefois passer à l'état chronique et persister indéfiniment alors même que la vaginite est depuis longtemps dissipée. Tel était sans doute le cas d'une femme chez laquelle De Graaf trouva les follicules voisins de l'urèthre gravement altérés, tandis que la membrane muqueuse utéro-vaginale était dans l'état sain. « *Utero ejusque vaginâ innoxiis, corpus*

---

pare, chez laquelle des phénomènes analogues à ceux des pollutions nocturnes chez l'homme, s'étaient manifestés vers le cinquième mois de la grossesse, et devenaient inquiétants par leur fréquence et la faiblesse qu'ils occasionnaient. Des bains frais, des injections avec l'eau froide, des lotions avec l'eau alumineuse, un régime fortifiant, furent employés avec avantage; mais la guérison ne fut complète qu'après l'accouchement. Etonné de ce fait, je recherchai s'il en existait d'analogues dans les auteurs. Je trouvai dans l'ouvrage de Swédiaur le passage suivant (T. I. p. 225.) « J'ai traité, il y a quelques années une femme de 28 ans qui, un an et demi après avoir fait une fausse couche, souffrait des pollutions nocturnes involontaires très fréquentes, excitées par des rêves libidineux et accompagnées de tous les symptômes du *tabes dorsalis*; ses poumons commençaient même à se ressentir de cette maladie; j'ai eu la satisfaction de la guérir complètement. » Il est à regretter que Swédiaur n'ait pas fait connaître les moyens qu'il a employés.

glandulosum sive prostatas urethræ circum positas solum malè affectas offendimus. » (1) Voici du reste les altérations que j'ai notées dans les cas de ce genre : chez une malade admise à l'hôpital de l'Ourcine en juillet 1837, tous les follicules étaient hypertrophiés. L'orifice de chacun d'eux était entouré d'une aréole rouge contrastant avec la coloration rosée des parties voisines. La maladie durait depuis 15 mois. J'ai fait dessiner ce cas et l'ai joint à ce travail, comme étant propre à donner à la fois une idée de la maladie et de la disposition normale des follicules eux-mêmes. Chez plusieurs autres, les aréoles placées autour des orifices folliculaires étaient réunies entre elles et formaient, par leur ensemble, une zône d'un rouge vif entourant l'entrée du vagin et celle de l'urèthre. Tantôt la maladie des follicules existait seule, le plus souvent elle coïncidait avec une ulcération simple ou granulée du col de l'utérus. Dans tous les cas, les parties malades étaient le siège d'un écoulement muqueux ou puriforme peu abondant; du prurit ou des élancements douloureux s'y faisaient sentir pendant la marche et l'excrétion des urines. La maladie était toujours fort ancienne, elle datait de plusieurs mois et même de plusieurs années. Le repos, les bains, et des cautérisations avec le nitrate d'argent l'ont, en général, fait disparaître assez facilement. Deux fois cependant j'ai vu la rougeur et l'écoulement persister dans quelques follicules placés auprès du méat urinaire, et alors il m'a fallu détruire les organes malades par l'incision et la cautérisation.

Parmi les variétés que présente l'inflammation des follicules vulvaires, la plus remarquable, sans contredit, et celle sur laquelle je désire surtout appeler l'attention des praticiens, a pour siège exclusif les deux grands follicules placés sur les côtés du vagin.

En examinant les femmes affectées de blennorrhagie, j'avais plusieurs fois observé que la pression du doigt ou des valves du

---

(1) Loco cit. p. 140.

spéculum, sur les côtés de l'entrée du vagin, faisait sortir de ce point une assez grande quantité de pus. Cherchant quelle pouvait en être la source, je trouvai qu'il était fourni par une ouverture très petite, arrondie, grisâtre, située dans le sillon qui limite en dehors les caroncules myrtiformes. Un stylet très fin introduit dans cette ouverture parvenait dans une cavité placée immédiatement sous la membrane muqueuse, et dirigée constamment en bas et en arrière, à quelques lignes de profondeur. Abandonnée à elle-même, cette lésion guérissait le plus souvent pendant le traitement de la blennorrhagie, mais quelquefois aussi elle persistait; le pus était alors peu à peu remplacé par de la mucosité transparente ou opaline.

Pour expliquer ce fait, ma première pensée fut d'admettre la formation d'abcès dans le tissu cellulaire sous muqueux, et je pensai que la persistance de la maladie, dans certains cas, était due à ce que les parties ne se recollant pas, les parois du foyer s'organisaient en trajets fistuleux, comme on l'observe quelquefois à la suite des abcès sous cutanés.

J'avais lu dans l'ouvrage de Hunter (1) que, pendant la blennorraghie vaginale, il se forme dans les glandes de la vulve de petits abcès s'ouvrant près de l'orifice du vagin, et je savais que M. Vidal de Cassis (2) avait également signalé, dans ces derniers temps, la fréquence des abcès vulvaires dans le cours de la blennorrhagie, et ajouté que ces abcès dégénèrent souvent en fistule. Cependant j'avais plus d'un motif pour ne pas admettre cette explication. Jamais je n'avais pu observer de tumeur phlegmoneuse précédant l'ouverture de ces prétendus abcès; ces ouvertures elles-mêmes étaient plus petites et plus régulières que ne le sont ordinairement celles qui succèdent aux collections de pus; enfin je voyais constamment cette maladie se reproduire sous la même forme et dans le même lieu, ce qu'on n'observe pas ordinairement dans ces abcès vulvaires. J'étudiai alors la disposition anatomique de la membrane mu-

____

(1) *Traité des maladies vénériennes*, p. 68.—(2) *Journal hebdomadaire*, t. 23 p. 136.

queuse et je reconnus l'existence de deux grands follicules placés sur les côtés de l'entrée du vagin ; dès lors il fut évident pour moi que l'inflammation de ces follicules était la cause unique des phénomènes que j'avais observés. Les faits nombreux que j'ai recueillis depuis, en me montrant cette maladie sous toutes ses formes, m'ont de plus en plus confirmé dans cette opinion.

Son existence m'a paru liée le plus souvent à celle de la blennorrhagie ; je l'ai cependant observée à la suite d'accouchements laborieux, et chez des femmes atteintes seulement de catarrhe utérin ou d'ulcération du col de la matrice ; dans ce cas elle m'a paru être due à l'irritation produite sur la vulve par le contact du muco-pus qui la baigne continuellement. Lorsqu'elle est à l'état aigu, et qu'elle coïncide avec la vaginite, les symptômes en sont ordinairement masqués par cette inflammation, dont elle suit les phases. Mais quand elle persiste après elle, ou qu'elle se manifeste primitivement, elle a des caractères tellement tranchés qu'on ne saurait la méconnaître, quand on l'a observé une fois. Les malades éprouvent à la vulve une douleur dont l'intensité varie depuis la simple démangeaison jusqu'aux élancements les plus vifs. Cette sensation s'accroît pendant la marche et à l'approche des règles ; elle rend le coït douloureux et même impossible. Quelquefois elle est obtuse, vague, et telle que les malades ne peuvent en indiquer le siège précis ; mais, d'autres fois, elle est fixe, et répond exactement aux parties latérales de l'entrée du vagin. Dans deux cas, elle s'irradiait à la région supérieure et interne de la cuisse ; dans un autre, elle retentissait jusqu'aux parties profondes de l'appareil génital.

L'orifice du follicule malade est souvent entouré d'une aréole rouge qui aide à le découvrir ; mais quelquefois aussi la membrane muqueuse de la vulve est dans un état d'intégrité parfaite, et il faut une attention extrême pour l'apercevoir. Dans ces cas j'en ai souvent facilité la recherche en déterminant, par la pression du doigt, l'issue du muco-pus renfermé dans le follicule.

Lorsque l'inflammation dure depuis longtemps , l'organe malade subit quelquefois une espèce d'hypertrophie qui en augmente considérablement la cavité ; dans ce cas , la sécrétion folliculaire augmente , au point de devenir incommode; elle constitue une véritable *leucorrhée vulvaire*. Chez une jeune fille de 19 ans que j'ai observée en 1837, à l'hôpital de l'Ourcine , un de ces follicules offrait un orifice tellement étroit que le mucus sécrété dans son intérieur s'en écoulait avec peine : il en était résulté une tumeur oblongue du volume d'une amande qu'elle vidait chaque jour, en la pressant avec le doigt. Ce fait ne révèle-t-il pas le mode de formation des kystes muqueux, dont la vulve est assez souvent le siège?

Abandonnée à elle-même, cette inflammation est très longue à guérir, ou même elle persiste indéfiniment. J'ai vu des malades qui en étaient affectées depuis plusieurs années ; elles avaient fini par se résigner aux souffrances qu'elle déterminait, lasses d'avoir essayé en vain des traitements nombreux et variés.

Un fait est remarquable dans l'histoire de cette maladie, c'est le nombre des erreurs de diagnostic auxquelles elle peut donner lieu. Tantôt on l'a confondue avec les démangeaisons que détermine, chez les femmes affectées de leucorrhée, le contact du mucus qui baigne continuellement la vulve. D'autres fois on a cru à l'existence d'une maladie vénérienne ou psorique, et dans cette idée on a inutilement prodigué les médicaments mercuriels ou sulfureux. En lisant le tableau que Biett nous a donné du *prurigo podicis*, je ne puis croire que ce praticien n'ait aussi quelquefois méconnu l'inflammation des follicules vulvaires. Il dit en effet avoir observé une malade éprouvant, à la vulve, d'horribles démangeaisons accompagnées d'accidents nerveux , et même de la nymphomanie; cette région, examinée à la loupe, ne lui a rien fait découvrir (1). Or, peut-on admettre l'existence d'un prurigo là où il n'y a pas de pa-

---

(1) *Traité des maladies de la peau;* par Cazenave et Schedel, p. 295.

pules? Parmi les faits que j'ai recueillis et consignés à la fin de ce travail, il en est deux dans lesquels les symptômes ont eu la plus grande analogie avec ceux que Biett a signalés, et dont l'issue m'a prouvé que la maladie n'avait d'autre siège que les follicules vulvaires, d'autre cause que leur inflammation.

Il me reste maintenant à faire connaître le traitement que l'on peut opposer à cette maladie. L'expérience m'a démontré qu'il ne faut pas compter sur les applications extérieures, et que le seul moyen efficace consiste à détruire les organes affectés. Un stylet d'Anel, des ciseaux très fins et boutonnés, un crayon de nitrate d'argent, sont les objets nécessaires pour cette petite opération.

La malade étant convenablement placée, on introduit d'abord un stylet d'Anel dans la cavité du follicule qu'on reconnaît à sa direction oblique, à sa position superficielle, et à sa profondeur, qui varie entre 4 et 8 lignes ; puis, on en dilate l'entrée en exécutant avec l'instrument de légers mouvements de circumduction. Une des lames des ciseaux étant substituée au stylet, on la fait parvenir avec précaution jusqu'au fond du follicule ; et, par un mouvement brusque, on divise la cloison membraneuse et mince qui sépare sa cavité de celle du vagin. La plaie étant de suite abstergée, on la cautérise, ainsi que la surface du follicule, avec le crayon de nitrate d'argent.

Cette opération, quoique douloureuse, ne provoque aucun accident sérieux. Il survient un peu de gonflement inflammatoire ; les surfaces cautérisées suppurent, et se cicatrisent assez promptement. Mais souvent on voit persister quelques débris du follicule qui ont échappé, soit aux investigations du chirurgien, soit à l'action de l'instrument tranchant ou du caustique. Il faut les atteindre et les cautériser plus tard : la guérison ne saurait être complète, si le follicule n'est entièrement détruit.

Je pourrais facilement augmenter l'étendue de ce travail, en le faisant suivre des nombreuses observations que j'ai recueillies, pendant plusieurs années, à l'hôpital de l'Ourcine, à l'hôpital Beaujon et dans ma pratique particulière. Je me bornerai à rapporter quelques faits choisis parmi les plus remarquables. Je commence par le suivant, parce qu'il résume à lui seul toutes les erreurs de diagnostic auxquels la maladie peut donner lieu.

OBS. I. Une sage-femme me consulta au mois d'avril 1838, se croyant affectée d'un mal vénérien grave et invétéré; cinq ans auparavant, elle avait contracté une blennorrhagie et l'avait guérie rapidement par les moyens ordinaires. Mais depuis cette époque, elle éprouvait à la vulve des élancements très douloureux. Elle avait successivement consulté divers praticiens distingués de la capitale. Plusieurs lui avaient conseillé l'emploi des topiques sédatifs ou astringents; l'un, croyant à l'existence d'un prurigo de la vulve, avait prescrit des fumigations avec le soufre ou le cinabre; un autre enfin, craignant une cause syphilitique, avait administré un traitement par le deuto-chlorure de mercure et par les frictions. La malade elle-même s'était soumise plus tard à l'emploi de la tisane de Feltz et du chlorure d'or. J'explorai d'abord l'utérus à l'aide du spéculum et du toucher, et je le trouvai sain; il n'existait pas même de leucorrhée. La malade indiquait le côté droit de l'entrée du vagin comme le siège unique et constant de ses douleurs; j'examinai cette partie avec le plus grand soin, et après de longues recherches, j'aperçus deux orifices folliculaires très rapprochés, la pression du doigt y augmentait la douleur et déterminait la sortie d'un peu de mucosité opaline; le stylet d'Anel y pénétra à quatre lignes au moins de profondeur. Ces follicules furent incisés et détruits à l'aide de plusieurs cautérisations. Au bout de trois semaines, la malade était complètement guérie.

L'observation suivante montre l'inflammation d'un follicule vulvaire à son état de simplicité. Je la publie parce qu'elle est la première que j'ai recueillie; je l'avais consignée dans mes notes sous le nom de fistule vulvaire.

OBS. II. Clotilde Coissy, domestique, âgée de 27 ans, accoucha au mois de décembre 1834, et quelque temps après, allaitant un enfant né de parents infectés et couvert lui-même de pustules, elle fut affectée d'un ulcère au mamelon, pour lequel elle subit un traitement mercuriel à l'hôpital des vénériens. Plus tard elle contracta un écoulement et des pustules muqueuses, pour le traitement desquels elle fut admise de nouveau dans cet hôpital. Enfin, quelques mois après

(1er avril 1836), elle entra à l'hôpital de l'Ourcine dans l'état suivant: écoulement vaginal, petite ulcération arrondie, rouge, saillante, siégeant sur la petite lèvre gauche et reposant sur une base indurée; excoriation granulée du col, douleur à la vulve pendant la marche. Repos, bains, injections émollientes d'abord, puis alumineuses. Au bout de quinze jours, l'écoulement vaginal était tari, mais l'excoriation du col persistait, accompagnée d'un écoulement leucorrhéique abondant; l'ulcère saillant de la vulve s'était promptement cicatrisé à l'aide de quelques cautérisations. *Cependant la malade souffrait toujours en marchant.* Vers la fin d'avril et au commencement de mai, je cautérisai plusieurs fois le col utérin avec le nitrate d'argent, sans résultat.

A la fin de mai, *la malade se plaignant toujours*, j'examinai la vulve de nouveau, et je découvris enfin à l'entrée du vagin, en dehors des caroncules et à droite, une petite surface rouge, au centre de laquelle un orifice extrêmement étroit donnait issue à du pus. Un stylet fin y fut introduit et pénétra dans un trajet long de 4 à 5 lignes, obliquement dirigé en bas et en arrière sous la membrane muqueuse.

Ce trajet fut divisé sur un stylet cannelé fin, et cautérisé avec le nitrate d'argent. Au bout de peu de jours, la petite plaie était cicatrisée, *la malade n'éprouvait plus aucune douleur en marchant*; et, chose remarquable, l'excoriation du col qui avait résisté à plusieurs cautérisations, disparut promptement, sans autre soin que des injections alumineuses.

L'observation suivante offre un exemple de la violence des démangeaisons provoquées par l'inflammation des follicules vulvaires et de la prompte efficacité du traitement que je mets en usage.

Obs. III. Julie Lesage, âgée de 18 ans, contracta en 1837, à la suite de rapports sexuels, un écoulement blanc considérable; les règles, sans disparaître complètement, devinrent beaucoup moins abondantes et irrégulières. Bientôt elle fut prise de démangeaisons à la vulve qui parvinrent par degré à une intensité telle que la malade se déchirait à coups d'ongle et provoquait souvent ainsi un abondant écoulement de sang; ce symptôme augmentait beaucoup à l'époque de ses règles. Il durait depuis un an lorsque la malade fut admise à l'hôpital de l'Ourcine, le 6 juin 1838.

Le col de l'utérus est sain; il n'y a presque pas d'écoulement; les parties génitales externes n'offrent rien de bien apparent; seulement vers l'entrée du vagin existent de petits points rouges, analogues, par leur forme et leur couleur, à des piqûres de puce. Ce sont les orifices externes de follicules dont le trajet admet à peine un stylet d'Anel et dont quelques uns s'étendent à près d'un demi-pouce de profondeur. Le 7 juin, plusieurs de ces follicules sont fendus et cautérisés au côté gauche. (Bains, repos.)

Le 12 juin, démangeaison presque nulle du côté opéré, on réitère le même traitement du côté opposé.

Le 18 juin, nouvelles cautérisations.

Le 19, apparition des règles. Le 25, incision d'un embranchement folliculaire du côté gauche, qui avait échappé aux précédentes opérations. '

Le 30 juin, prurit presque nul; petite incision et cautérisation à droite. Le 8 juillet, la malade sort complètement guérie.

Le fait suivant est un des plus curieux que je connaisse; il m'a été communiqué par M. Jacquart, élève distingué des hôpitaux. Je donne textuellement son observation.

Obs. IV. Madame T., âgée de 29 ans, d'une bonne constitution, quoique sujette aux flueurs blanches, se maria à 22 ans et devint enceinte presque immédiatement après son mariage. L'accouchement fut heureux et n'offrit rien de remarquable. Au bout de trois ans, elle conçut de nouveau, mais dans la première quinzaine de sa grossesse, elle commença à éprouver à la vulve des démangeaisons presque continuelles, à la suite desquelles elle se sentait mouillée par un liquide semblable à du blanc d'œuf, quoique plus filant. Ces démangeaisons cessèrent trois mois avant l'accouchement et reparurent quelques mois après.

Mme T. devint enceinte pour la troisième fois, au mois de mars 1839 : le prurit augmenta d'intensité. Le 4 mai, elle fit une fausse couche suivie d'accidents de métrite assez sérieux. Depuis lors elle ne cessa de souffrir. Elle éprouvait, disait-elle, des démangeaisons insupportables, des cuissons et des élancements à la vulve, quelquefois une constriction violente, une chaleur brûlante. Elle chercha, auprès de plusieurs de nos praticiens les plus distingués, quelque soulagement à son mal ; mais ni les bains, ni les injections, ni les topiques d'aucune espèce, ni même la cautérisation de la vulve avec la solution de nitrate d'argent, ne produisirent aucun résultat. Bientôt son état s'aggrava, les douleurs devinrent continuelles, et, par instant, tellement violentes, que, si la malade se trouvait dans la rue, elle se réfugiait dans une allée pour se gratter, avec une sorte de fureur, jusqu'au sang. A ces douleurs se joignait souvent un orgasme vénérien des plus pénible. Elle fut enfin obligée de renoncer à toute occupation.

Elle devint mère, pour la quatrième fois en 1839, et ce changement d'état ne fit qu'aggraver ses souffrances. Elle réclama alors de nouveau le secours de l'art, mais sans plus de succès. Informé, à cette époque, par une de ses amies de ce qu'elle éprouvait, je pensai qu'elle pouvait être atteinte de l'inflammation des follicules vulvaires, maladie à la connaissance de laquelle j'avais été initié à l'hôpital de l'Ourcine par les recherches récentes de M. Robert, dont j'ai été l'élève interne dans cet hôpital. La malade se rendit chez moi, et j'eus la satisfaction de voir que je ne m'étais pas trompé. Le 5 janvier 1840, l'ayant examinée avec soin, je sondai, à l'aide d'un stylet très fin, deux follicules d'un demi-pouce au moins de trajet, situés sur les parties latérales et inférieures de la vulve, puis deux autres sur les côtés du méat urinaire. Pendant cette exploration, la malade accusait une douleur vive, et disait que c'était bien là le siège des démangeaisons et des élancements ; dans tout autre point, quelque rapproché qu'il fût de l'orifice des follicules, le contact du stylet ne déterminait aucune sensation pénible. J'incisai les deux premiers follicules et l'un des deux autres avec de petits ciseaux droits, j'en cautérisai le trajet avec un crayon de nitrate d'argent. Des lotions avec de l'eau de guimauve furent conseillées pour calmer les dou-leurs de la cautérisation. Quatre jours après, je revis la malade; elle avait été bien soulagée ; cependant elle m'indiqua, avec le doigt, le follicule situé à la partie inférieure droite de la vulve, comme étant le siège d'assez vives démangeaisons. Je parvins, après de minutieuses recherches à introduire le stylet dans trois trajets de quatre lignes de profondeur, lesquels venaient aboutir en commun dans le fond du follicule déjà incisé, dont ils formaient des embranchements. Je les incisai aussi et les cautérisai. Sept jours après (16 janvier 1840), elle n'éprouvait presque plus de démangeaisons. J'incisai cependant un des follicules situé sur un des côtés du méat urinaire, et je le cautérisai ainsi que ceux que j'avais déjà opérés. Dès ce moment, elle n'éprouva plus de démangeaisons, mais seulement une vive cuisson due au contact des mucosités vaginales sur les petites plaies, dont la cicatrisation fut longue à s'opérer. Je suspendis tout traitement à cause de l'état avancé de la grossesse. Elle accoucha à terme d'un enfant bien portant. L'abondance des lochies et les traitements débilitants qu'on lui avait fait subir antérieurement, ayant produit chez elle un état chlorotique, je lui prescrivis l'usage des ferrugineux. Sa santé se rétablit complètement, et quelques cautérisations avec un crayon de nitrate d'argent achevèrent de la guérir.

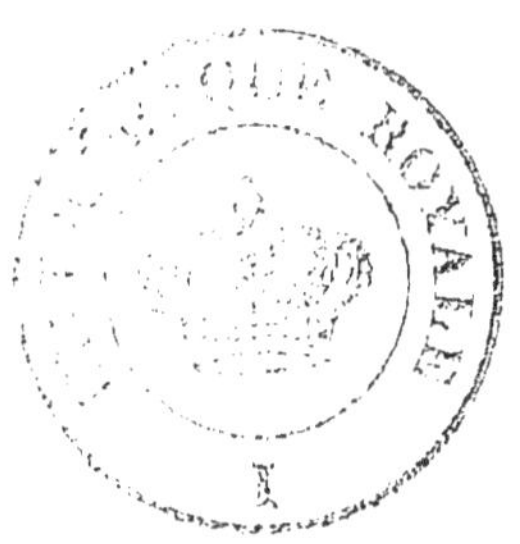

Imprimerie de FELIX LOCQUIN, 16, Notre-D.-des-Victoires.